ANALYSE
DU LIVRE

INTITULÉ : *Moyens de rendre les Hôpitaux utiles & de perfectionner la Médecine.*

PAR M. DULAURENS,

Ancien Médecin des Camps, Armées & Marine du Roi;

ADRESSÉE A L'ADMINISTRATION.

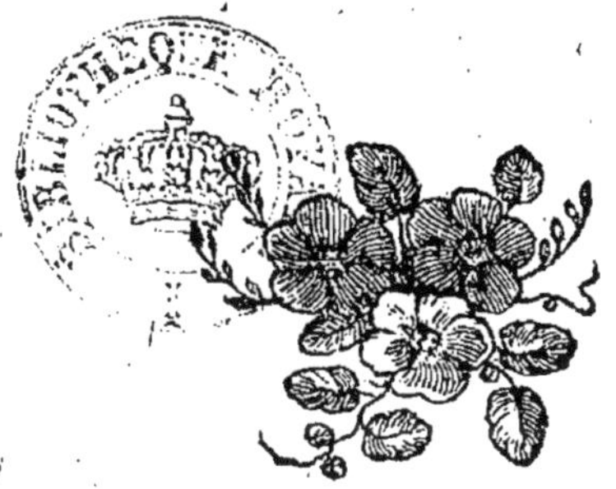

A PARIS,

Chez ROYEZ, Libraire, Quai des Augustins, près le Pont-Neuf.

M. DCC. LXXXVIII.

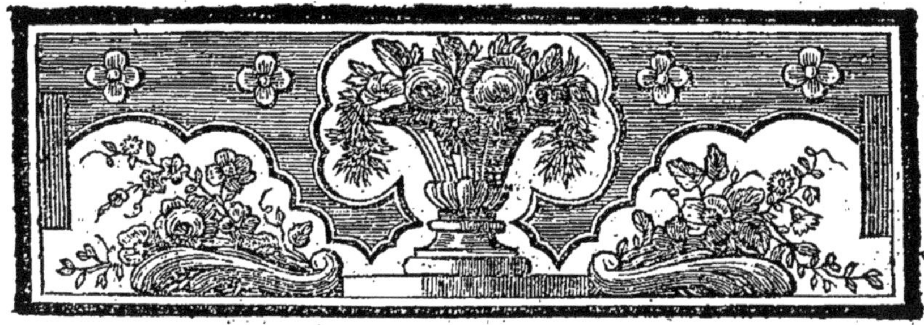

ANALYSE
DU LIVRE

INTITULÉ : *Moyens de rendre les Hôpitaux utiles & de perfectionner la Médecine.*

ADRESSÉE A L'ADMINISTRATION.

MESSEIGNEURS,

PARMI les grands objets qui vous occupent, un des plus relatifs au bonheur public eſt le ſoulagement des infortunés. Les hôpitaux, qui ſont l'aſyle de l'indigence ſouffrante, ont furtout fixé l'attention du Roi & la vôtre; qu'il m'eſt honorable & ſatisfaiſant de pouvoir contribuer eſſentiellement à cette bienfaiſance, en mettant ſous vos yeux des moyens aiſés & non couteux, qui reglent & facilitent le ſervice des hôpitaux, qui en écartent abſolument tous les abus, qui assurent aux malades le soulagement & la plus prompte guérison possibles ; à l'État, la conservation des hommes & l'économie dans les dépenses ; à l'humanité, l'espérance la plus fondée de voir perfectionner l'art qui intéresse la vie & la santé.

Tels sont, MESSEIGNEURS, sans exagération, les avantages contenus dans le Livre dont je vous présente l'Analyse. Il a été rendu public avec sanction légale dans les premiers jours du mois d'Août 1787, j'ai eu l'honneur de vous l'adresser, mais les circonstances ne vous ont pas permis d'y donner votre attention, & il resterait comme non-avenu, quoique de la plus grande utilité, si mon zele, si mon devoir ne me prescrivaient l'obligation de vous en rappeler les principaux objets. Sans renoncer à me rendre utile, si l'on m'en jugeait capable, la récompense que j'ambitionne le plus est celle du succès ; répondre aux intentions du Roi, aux vôtres, avoir concouru au bien-être de la nation & de l'humanité, sera toujours pour moi d'un prix plus précieux que les dignités & la fortune.

Né avec un penchant irrésistible pour l'ordre & pour la vérité, je n'ai pu m'occuper des connoissances relatives à mon état, encore moins en remplir les fonctions importantes qui m'ont été confiées, sans m'appercevoir des abus de tous les genres dispendieux, dangereux & même funestes, sans desirer d'en voir la réforme, sans tenter tous les moyens qui étoient en mon pouvoir pour y parvenir.

La cessation des maladies dans le pays que j'habitais (1), la pureté de l'air, l'abondance la plus utile, l'augmentation & la facilité des débouchés, celle de la navigation, la conservation des hommes, sur-tout des gens de mer, étaient l'objet des vues que je n'ai cessé de présenter; leur exécution qui a eu lieu en partie aux frais de l'Etat, long-temps après, ne lui aurait alors rien couté, elle en eût au contraire augmenté la richesse & diminué la dépense: on a traversé, on a empêché le succès; les éloges, & les remercîmens de plusieurs Ministres ont été le seul fruit de mes travaux. Presque inconnu, & sans autre appui que la vérité & l'utilité de mes exposés, je ne devais point alors espérer un meilleur succès, le moment du triomphe, de la justice & de la bienfaisance était réservé à votre administration.

Je viens donc avec confiance vous offrir, MESSEIGNEURS, des réflexions & des observations qui sont le fruit d'une étude de quarante années, & celui de l'expérience que

---

(1) Rochefort.

j'ai acquiſe dans les plus grands hôpitaux du Royaume, dans ceux de l'armée & dans pluſieurs de ceux des pays étrangers. Mon Livre contient ce réſultat dans tout le détail néceſſaire pour les gens de l'art & les Adminiſtrateurs particuliers ; mais il ſuffit, MESSEIGNEURS, pour que vous puiſſiez juger de ſon utilité, que vous preniez le temps de lire cette Analyſe, & de fixer votre principale attention ſur les deux Tableaux, Feuilles ou Journaux de viſite que j'y ai joints. C'eſt l'objet le plus eſſentiel de mon Livre, c'eſt le moyen, & le ſeul, d'avoir des hôpitaux utiles & bien adminiſtrés.

Sans l'établiſſement de ces Feuilles, les hôpitaux les mieux conſtruits, les mieux fournis ne ſeront jamais que des aſyles peu utiles & même dangereux : ſans l'établiſſement de ces Feuilles, jamais les Médecins ne ſeront ſûrs de l'utilité & de l'exécution de leurs ordres, jamais ils n'acquerront les connaiſſances néceſſaires, jamais ils ne connaîtront ſuffiſamment les maladies qu'ils auront à traiter, jamais les malades ne ſeront à l'abri des erreurs & du déſordre ; enfin jamais le Roi ne verra ſon vœu rempli, & jamais l'adminiſtration ne pourra être aſſez inſtruite pour faire régner dans les hôpitaux tout-à-la-fois la régularité du ſervice, le meilleur être des malades & l'économie deſirable. Je dis plus, le moindre changement que des vues particulieres pourraient faire apporter à ces Feuilles ou Journaux en ôterait toute la valeur ; il faut qu'elles subsistent absolument telles que je les présente, ou le service restera toujours imparfait. Je les ai trop réfléchies depuis vingt-quatre ans, que je les ai exécutées & adressées au Ministere & & aux Médecins-Inspecteurs, pour ne pas vous assûrer, MESSEIGNEURS, en mon ame & conscience, qu'il n'y a que cette forme qui convienne & qui puisse suffire. Je suis persuadé que tous les Médecins honnêtes seront de cet avis, ceux qui manqueraient de zele ou de talens pourraient seuls craindre cet établissement.

L'importance de ces Feuilles n'est pas la seule vue utile que renferme l'ouvrage dont je présente l'Analyse ; il en contient quantité d'autres toutes bien dignes de votre attention, MESSEIGNEURS ; M. de LASSONE, premier Médecin du Roi, & le meilleur juge en cette matiere, en est convenu : « J'ai lu, écrit-il, » avec beaucoup d'intérêt, cet ouvrage ; il est » rempli de vues & d'observations utiles, sa » publication ne peut être qu'avantageuse ».

Cet ouvrage, de 158 pages *in*-8°, (1) contient treize chapitres. Les deux premiers traitent de la nécessité des hôpitaux, de leur utilité, du local convenable, de l'étendue des bâti-

(1) Il se trouve à Paris chez Royer, Quai des Augustins.

mens néceſſaires, du nombre des ſalles, de leurs dimenſions, diſpoſitions & diſtributions, ainſi que de la quantité & de l'emplacement des ſervitudes.

Je préſente pour modele, comme le plus généralement convenable, celui d'un hôpital ſuffiſant pour quatre cens malades à-là-fois, & pour ſix cens dans un beſoin preſſant. Ce modele eſt pris d'après le plan du nouvel Hôpital Royal de la Marine qui s'acheve à Rochefort ; mais je le propoſe avec les exceptions que comporte la néceſſité de la plus grande économie dans les hôpitaux ordinaires.

En établiſſant la néceſſité des hôpitaux pour les grandes villes & pour les capitales de chaque généralité, je démontre l'inutilité de ces établiſſemens dans les petites villes. Les dépenſes du local, celles de conſtructions, d'entretien & d'adminiſtration, ne pouvant être qu'onéreuſes & préjudiciables dans tous les hôpitaux où le nombre commun & journalier des malades ne va point à cinquante.

Je propoſe les moyens de ſuppléer à ces petits hôpitaux avec avantage, en renvoyant dans ceux des capitales de chaque généralité les malades attaqués de maladies chroniques, & en aidant par des ſecours ſagement diſtribués le petit nombre d'autres malades. Les étrangers, paſſans, inconnus & ſans famille, trouvent également du ſecours par les arrangemens que je propoſe.

Relativement aux hôpitaux militaires, je me ſuis attaché à combattre un projet déſaſtreux que des écrivains ſans expérience, plus zélés que judicieux, tâchent d'accréditer, d'après une opinion inſérée dans l'Encyclopédie : ils prétendent faire ſuppléer les hôpitaux militaires par des hôpitaux à la ſuite de chaque régiment. J'ai démontré l'illuſion des prétendus avantages économiques de ce projet, ainſi que ſes inconvéniens & ſes dangers, ſoit en temps de guerre, ſoit en temps de paix ; l'embarras, la confuſion, le déſordre, la déprédation, & ſouvent la contagion, ſeraient les ſuites de ces établiſſemens, ſur-tout ſi, comme le veulent ces écrivains, on deſtinait pour ſuppléer les infirmiers, des ſoldats auxquels il eſt plus à propos de conſerver cet eſprit martial, qui s'allie mal avec l'eſprit de domeſticité deſirable dans ceux qui doivent des ſoins pénibles aux malades.

En traitant du local & de tout ce qui concerne le logement des malades, je n'ai pu que me conformer aux vues de l'Académie Royale des Sciences ; mais comme le Mémoire de cette ſavante Compagnie n'a traité que des hôpitaux à établir à Paris, j'ai pu me permettre une opinion particuliere en raison des lieux & des climats. J'ai principalement insisté pou que les hôpitaux soient construits de maniere à contenir commodement quatre cens malades en tous temps, & six cens, dans un besoin extraordinaire ; à ce que chaque salle soit construite pour cinquante malades seulement ; qu'à ce les croisées des salles soient dirigées, de maniere qu'elles se présentent à l'est & à l'ouest, ou, à-peu-près, selon la nature du sol & la température du climat.

Pour entrer dans les vues d'économie que l'état se propose, j'ai rapporté un projet, dont l'imitation pourrait avoir lieu, celui que j'avais adressé, en 1762, à M. le Duc de Choiseul, projet que ce Ministre avait agréé, & dont il avait annoncé desirer l'exécution que des vues particulieres ont empêchée.

Il s'agissait d'établir un hôpital au-dehors de Rochefort, dans un lieu plus sain ; il n'en coutait rien à l'Etat, l'Entrepreneur se chargeait de tout, au prix du marché pour l'hôpital de Rochefort, moyennant l'autorisation nécessaire pour l'emplacement qui était des plus convenables, dans un couvent bien situé, ce à quoi les Religieux consentaient, sous la condition d'être attachés à l'hôpital en qualité d'Aumôniers avec de modiques honoraires.

Cet établissement aurait suppléé à l'insuffiſance de l'hôpital de la Marine ; il aurait obvié pendant vingt-cinq ans à la perte d'un très-grand nombre de ſoldats, de gens de mer & d'ouvriers utiles, il aurait économiſé la dépenſe de beaucoup de journées d'hôpital, occaſionnées par les rechûtes & d'autres abus ; il aurait rendu inutile la dépenſe conſidérable que l'Etat vient de faire pour le nouvel hôpital, dépenſe qui remédie parfaitement au vice du local trop reſſerré de l'ancien, mais qui ne peut du tout point remédier au vice du ſol vaſeux & marécageux du pays. Mon projet, qui n'était nullement diſpendieux, obviait parfaitement à tout.

Le troiſieme chapitre contient le détail de tout l'ameublement néceſſaire à un hôpital de quatre cens malades. J'établis la néceſſité, ou au moins la grande utilité d'ajouter à la quantité & à la qualité des fournitures. Les malades ſont couchés ſeuls dans des lits de trois pieds de large, à rideaux, les ciels des lits, ſoutenus ſur des piliers, ſont conſtruits de maniere à s'ouvrir à volonté pour donner iſſue ſans inconvéniens aux exhalaiſons amaſſées pendant la nuit.

Ces lits ſont compoſés d'un cadre ſanglé ; d'une paillaſſe, d'un matelat de crin, d'un matelat de laine, d'un traverſin de plume, & de deux couvertures de laine ; il doit y avoir, pour chaque lit, trois paires de draps & ſix ſerviettes.

J'augmente également les fournitures destinées aux corps des malades, d'un tiers & plus au-dessus des marchés ordinaires ; chaque malade doit avoir une capote ou robe-de-chambre, six chemises, six coîffes de bonnet, deux bonnets de laine, & trois paires de bas de laine, le tout de même couleur dans la même salle. Le reste des fournitures qui concernent les autres besoins des malades, est augmenté en proportion ; cependant toute cette dépense estimée plutôt au-dessus qu'au-dessous, n'excede pas cent mille livres pour un hôpital de quatre cens malades.

Il résulte de cette appréciation une connaissance utile pour l'administration : l'Hôtel-Dieu de Paris, où le nombre journalier & moyen des malades est de 2500 (1), pourrait établir toutes les fournitures à neuf, & avec les mêmes conditions moyennant la somme de 625000 liv. Il y aurait à déduire sur cette somme celle résultante de l'usage continué des anciennes fournitures jugées bonnes à conserver, & le produit que procurerait la vente des effets que l'on ne jugerait point tels.

Dans le quatrieme chapitre, je compare les

(1) *Voyez* le Mém. de l'Académie Royale des Sciences, *page* 6.

avantages & les inconvéniens de la régie & de l'entreprise. La spéculation paraît d'abord faire mériter la préférence à la régie, mais l'expérience qui, en tout, est la meilleure boussole, prouve que l'économie & le bon ordre, sont plus assurés par l'entreprise ; la comparaison des hôpitaux régis avec ceux à l'entreprise prouve cette assertion. Sans m'arrêter à l'exemple de l'Hôtel-Dieu de Paris où la régie est fort couteuse, je n'exposerai que celui de l'hôpital royal de la Marine de Rochefort : il était en régie avant le ministere de M. Berryer ; ce Ministre n'a point tardé à s'appercevoir que cette forme était trop embarrassante & trop dispendieuse, que les quantités d'écritures pour les marchés particuliers à chaque besoin d'objets nécessaires, que les bénéfices que chaque adjudicataire tâchait de se procurer, que le peu d'intérêt, peut-être aussi le peu de connaissances des personnes chargées de l'exercice ou de la surveillance de cette régie, occasionnaient, au lieu des avantages qu'on s'en promettait, des difficultés, des considérations, des pertes, des frais, des dissipations qui portaient la journée des malades à trente sols environ. M. Berryer, en établissant l'entreprise sur le pied de dix-huit sols six deniers, a procuré une économie réelle, & a diminué le travail que cette forme de régie nécessitait.

Je ne disconviens point que la régie mériterait la préférence, s'il était possible de trouver toujours, pour régir les hôpitaux, des personnes qui réunissent aux connaissances nécessaires un zele actif, un grand désintéressement & une probité à toute épreuve, s'il était possible que ces personnes rares trouvassent à se faire aider par des subalternes à-peu-près du même mérite ; des ames aussi privilégiées n'étant pas communes, il vaut mieux assurer le service par une entreprise ou marché, dont les conditions claires, précises & suffisantes soient exactement surveillées, surveillance que l'exécution de mes Feuilles remplirait exactement.

Ces conditions sont l'objet du cinquieme chapitre, & j'y amene par suite la démonstration d'un bénéfice certain pour tout Entrepreneur honnête, moyennant dix-huit sols par jour, s'il n'est point tenu des fournitures, s'il reçoit l'hôpital tout garni, & moyennant vingt sols (1), s'il est obligé à toutes les fournitures & à tous les frais, ceux du local & des honoraires des principaux Officiers de Santé exceptés.

Il résulte des calculs contenus en ce cin-

---

(1) Le prix de la journée à 20 sols est plus que suffisant par tout le Royaume.

quieme chapitre, que l'Entrepreneur d'un hôpital de quatre cens malades, bénéficie au moins de 40,000 liv. par année (1), bénéfice assez considérable, mais que l'expérience prouve se dissiper dans les régies ordinaires.

Il résulte des mêmes calculs que le nombre moyen & journalier des malades de l'Hôtel-Dieu de Paris étant reconnu de 2500, la dépense annuelle sur le pied de vingt sols, serait de 910,500 liv. Cet hôpital ayant un revenu de plus de 1,400,000 liv. il y aurait un excédent d'environ 500,000 liv. qui servirait à secourir un plus grand nombre d'indigens.

Une autre économie notable pourrait encore avoir lieu dans l'Hôtel-Dieu de Paris, si l'administration se chargeait de la dépense des fournitures. Cette dépense qui, d'après ce que j'ai observé précédemment, n'irait guere au-delà de 300,000 liv. réduirait le prix de la journée des malades à dix-huit sols, l'Hôtel-Dieu bénéficierait chaque année de 91,250 liv. ce qui, ajouté aux 500,000 liv. ci-dessus, procurerait à l'Hôtel-Dieu un excédent de recette sur la dépense de près de 600,000 liv.

---

(1) Au bénéfice ordinaire, qui est de 3 sols, il faut ajouter celui sur le pain & le vin des malades qui sont à la diète & à demie ration, ce qui complete le bénéfice de 40,000 liv.

Le ſixieme chapitre traite des Pharmacies & Apothicaireries ; j'y propoſe qu'à l'exemple des hôpitaux militaires, il n'y ait de Pharmacie établie que dans les hôpitaux des grandes villes & dans ceux des capitales de chaque généralité, que les préparations des remedes chymiques & les compoſitions officinales y ſoient exécutées, qu'il s'y trouve l'aſſemblage de tous les remedes exotiques en uſage, & que les autres hôpitaux ſoient tenus de s'y approviſionner.

Par cette réforme, on évite la néceſſité de multiplier le local & la main d'œuvre, on s'aſſure plus facilement de l'exactitude dans cette partie du ſervice ; il ſuffit pour les petits hôpitaux d'un local médiocre pour y préparer les formules magiſtrales, & pour y placer avec ordre les autres remedes tirés des grands hôpitaux à meſure du beſoin.

J'ai oſé aller plus loin, je conſeille une plus grande réforme qui ſerait fort utile, c'eſt la ſuppreſſion de tout ce fatras immenſe & dangereux de remedes chymiques & galéniques que l'erreur, la cupidité & le charlataniſme ont introduit dans la Médecine. Je prouve par les faits, par les autorités les plus reſpectables, par l'aveu des Médecins les plus éclairés, qu'il eſt nuiſible de laiſſer ſubſiſter le préjugé qui regne en faveur des remedes compoſés & étrangers. Je prouve que les remedes les plus ſimples

& de notre pays suffiraient à tous nos besoins. Je desire plus que je n'ose l'exiger, une réforme nécessaire à cet égard, & sans espérer un succès que les circonstances semblent rendre actuellement impossible, je dis avec franchise qu'il serait avantageux de réduire l'Apothicairerie des hôpitaux à deux cens remedes au plus, tant simples que composés, & que, parmi ces derniers, il suffirait d'en conserver cinquante au plus, soit à raison de leur célébrité, soit à cause de quelques avantages que leur forme & leur volume apportent dans l'usage. Ce serait un moyen sûr d'économie qui servirait en même temps à éviter les dangers de l'erreur & des *quiproquo*, & à faciliter cette partie du service.

Dans le septieme chapitre, où je traite des Officiers de santé, qui sont les Médecins, les Chirurgiens & les Apothicaires, je donne une idée succinte & suffisante des abus qui ont résultés du partage de ces professions qui auraient dû continuer d'être exercées, comme du temps d'Hyppocrate, par la même personne.

Je suis forcé de convenir que l'étendue abusive de la Pharmacie & la multiplicité des remedes, à la plupart desquels on prête des vertus imaginaires, étant devenues la source d'une branche de commerce, on ne peut espérer de si-tôt une réforme qui limite assez les connaissances certaines & utiles que la Pharmacie & l'Hiſtoire naturelle offrent à l'art de guérir, pour que les fonctions d'Apothicaire puiſſent être exercées par le Médecin.

Il n'en eſt pas de même des deux autres parties de l'art de guérir, la Chirurgie & la Médecine, elles ſont trop liées, elles ont trop de connexion entre elles pour avoir jamais du être ſéparées. L'orgueil & l'ignorance ont ſeuls pu amener cette ſéparation (1) contre laquelle la nature & la vérité réclament. La réunion de ces deux états eſt trop aiſée à établir, & trop avantageuſe à l'état, à l'humanité, aux artiſtes même, pour ne pas eſpérer qu'elle aura lieu ſous une adminiſtration éclairée, ſous le regne de Louis le Juſte & le bienfaiſant.

Cette réunion ſerait avantageuſe à l'Etat, en ce que les vaiſſeaux du Roi, ſes troupes,

(1) M. A. Petit, célebre Médecin de Paris, dont j'ai cité le ſentiment dans mon Livre, le confirme par ſa Lettre du 6 Août 1787, dans laquelle il dit : « La ſéparation de la » Chirurgie d'avec la Médecine eſt une ſottiſe entretenue & » ſanctionnée par l'ignorance & l'orgueil, ſur ce point, » comme ſur tout le reſte, je ſuis complettement de votre » avis .... Le temps où nos idées doivent germer n'eſt » pas encore venu, je ne le crois pas prêt d'arriver ; nous » avons fait tous deux notre devoir, Dieu fera le reſte » quand il le jugera à propos ».

ſes

ſes armées ſeraient, ſans augmentation de dépenſe, pourvus d'Officiers de Santé ſuffiſamment inſtruits ; les petites villes, les campagnes jouiraient du même avantage.

L'utilité de cette réunion pour l'humanité eſt ſenſible ; les malades recevraient dans l'inſtant les ſecours dont le retard ou le refus leur devient ſouvent très-préjudiciable ; ils ne ſeraient point alarmés par les opinions ſouvent différentes du Médecin & du Chirurgien ; ils ne ſeraient point ébranlés dans leur confiance, moyen qui, en procurant la tranquillité aux malades, influe beaucoup ſur leur état ; ils ne ſeraient point expoſés à être les victimes de la mauvaiſe foi, de l'ignorance ou de la négligence, comme il n'eſt arrivé que trop ſouvent, ainſi que je l'ai prouvé dans mon Livre.

Les Médecins retireraient un grand avantage de cette réunion ; outre la ceſſation des empiétemens des Chirurgiens ſur leur profeſſion qui eſt déja preſque toute envahie, ils auraient une ſatisfaction bien digne d'eux, celle de voir que ce déſordre ne ferait plus le malheur public, & que les Médecins devenus Chirurgiens, & les Chirurgiens devenus Médecins ne formeraient plus qu'un corps de citoyens honnêtes & vraiment utiles.

En attendant cette heureuſe révolution, je

conseille, dans l'état actuel, d'attacher aux hôpitaux des Médecins âgés d'environ trente ans, qui aient déja exercé la Médecine, ou tout au moins suivi un hôpital pendant quelques années.

Je fixe le nombre des Médecins pour un hôpital de quatre cens malades à deux titulaires au moins, & un surnuméraire pour suppléer en cas de maladie ou d'absence des titulaires. Je pense qu'ils doivent être astreints à deux visites par jour, dont les heures doivent être réglées différemment, selon la durée du jour solaire, & qu'ils ne doivent visiter que les salles auxquelles ils sont attachés, excepté dans les cas de consultation.

Je fixe le nombre de Chirurgiens principaux à un chef & à un aide ou surnuméraire; quant aux garçons chirurgiens ou éleves, il en faut deux effectifs pour chaque salle que je suppose contenir chacune cinquante malades. Ce nombre suffit pour bien faire le service quand il est bien réglé.

Quant aux Apothicaires, je ne conserve, dans un hôpital de quatre cens malades, qu'un chef & un aide. Je conseille la réforme des garçons apothicaires que les Ordonnances fixent à un par cinquante malades. Outre l'économie, il résulte de cette réforme un avantage public.

Les fonctions de ces garçons apothicaires ne

consistent principalement qu'à aider à la préparation des formules magistrales, & à faire la distribution des remedes dans les salles. Il est infiniment plus utile que les Chirurgiens remplissent ces fonctions : ils ont besoin d'être instruits des propriétés de chaque remede simple, & de l'efficacité des remedes composés qu'ils seront dans le cas d'employer. C'est donc un abus préjudiciable de laisser ces préparations & la distribution à des garçons apothicaires, qui n'ont aucun intérêt à pareille instruction, & d'ôter aux éleves chirurgiens, que l'on est quelquefois obligé d'ériger en Médecins, les moyens les plus sûrs pour eux d'acquérir au moins une partie des connaissances requises pour cet état.

Mais comme il serait infiniment plus avantageux que ces fonctions fussent remplies par de jeunes Médecins, j'indique les moyens de les attirer à ce service, tels que l'espérance d'être préférés pour les places honorifiques & lucratives de leur état, ou la jouissance de quelques privileges non coûteux, tel, entr'autres, que serait celui de faire suppléer le service de quelques années dans un hôpital à des actes d'aggrégation, qui sont plus ou moins dispendieux, & qui écartent des grandes villes les bons sujets peu fortunés.

Ces aggrégations ne consistant que dans le

ſoutien de quelques thèſes, & dans une répétition de quelques actes probatoires requis pour l'acquiſition des grades, ce n'eſt qu'une vaine répétition de forme, qui ſerait remplacée avec infiniment plus d'avantages par le ſervice de deux ou trois ans dans un hôpital. Cet arrangement accélérerait la réunion ſi deſirable de la Chirurgie & de la Médecine.

Dans le huitieme Chapitre, qui traite des Infirmiers, j'ai cru, pour mieux diſtinguer le genre de ſervice déſigné ordinairement ſous ce nom commun, devoir ſupprimer ce titre, & établir deux claſſes bien diſtinctes ſous des dénominations plus propres à faire connaître la nature du ſervice de chacun.

Je qualifie en conſéquence d'aſſiſtans ou aſſiſtantes des malades, cette claſſe utile de perſonnes honnêtes, qui ſe dévouent, par vocation ou par choix, au ſervice direct des malades : leurs fonctions exigeant de l'intelligence, de la charité, de la patience, il m'a paru juſte de leur aſſigner un nom qui les diſtinguât eſſentiellement de ces perſonnes néceſſaires, mais à qui la force & la docilité ſont les ſeules qualités requiſes. J'appelle ces derniers garçons ou ſerviteurs d'hôpital, filles ou ſervantes d'hôpital.

Cette diſtinction peut attirer plus facilement au ſervice des malades des perſonnes honnêtes & infortunées à qui la domesticité répugnerait. J'indique des moyens d'encouragement, qui seraient tout-à-la-fois une invitation à ce service & sa récompense. Le titre de garde-malades instruites, exclusivement accordé aux assistantes, après un certain temps de service dans les hôpitaux, les places subalternes d'administration destinées aux assistans d'un certain mérite, offriraient un avantage public qui ne coûterait rien.

Quant aux garçons & aux filles d'hôpital, il suffira de quelques légeres récompenses pécuniaires annuelles pour exciter leur zele ; l'espérance d'une subsistance après vingt ans d'un bon service serait une récompense qui les attacherait, & qui les rendrait encore utiles, comme aides ou surveillans de confiance.

Le neuvieme Chapitre mérite la plus grande attention ; l'établissement des hôpitaux ayant pour but le soulagement des malades, leur conservation & leur guérison autant qu'il est possible, j'examine si ce but est rempli, & comment il peut l'être.

D'après cet examen, je prouve qu'il n'est point d'hôpital où ce but ait pu être exactement rempli, & qu'il ne pourra l'être que par l'établissement des Feuilles ou Cahiers Journaux de visite absolument conformes au modele dont je réitere ci-contre la jonction.

Je rends, à cette occasion, compte d'une partie des abus trop funestes que j'ai voulu réformer dans l'hôpital de la Marine de Rochefort, des méprises, & des rechûtes, que ces abus occasionnent, & de la mortalité considérable qui en était la suite, mortalité plus que triple en proportion de celle des hôpitaux de la Marine de Brest & de Toulon.

J'expose en abrégé les efforts que j'ai faits inutilement pour établir l'ordre & les moyens de parer sans dépense à tant de maux. Je n'ai pas dû me taire sur les opinions qui en ont empêché le succès; quand on veut faire triompher la vérité, il ne faut point ménager par une fausse politique des usages absurdes & dangereux; c'est trahir tout-à-la-fois le Roi, l'Etat & l'humanité, que de dissimuler les causes de désordres aussi funestes. La suite des abus de l'hôpital de Rochefort ayant été une des principales causes de la fievre pestilentielle, qui, en 1757 & 1758, a occasionné la contagion & la mortalité dans la Flotte de M. Dubois de la Motte & dans la ville de Brest, mortalité qui a enlevé plus de dix mille personnes dans les hôpitaux de ce port, outre un nombre très-considérable d'habitans de tous les ordres qui périrent dans la ville & dans plusieurs cantons de la Province; ne serait-ce point un crime de garder le silence, lorsque l'on peut éclairer le Gouvernement sur les moyens d'éviter de pareils malheurs (1) ? Il suffit à l'honnêteté qu'en combattant les erreurs, on évite d'attaquer les mœurs & la probité des personnes, auxquelles on ne pourrait d'ailleurs reprocher que trop de confiance & d'attachement à leurs sentimens, à leurs usages.

Quoiqu'affligé du peu de succès de mes tentatives, je ne me décourageai point, je crus devoir faire un nouvel & dernier effort. J'imaginai alors le moyen de forcer par l'évidence à l'exécution de mes vues. Telle est l'origine des Feuilles que je joins ; il ne faut qu'y jetter un coup d'œil pour être convaincu de leur utilité, tant pour le service des malades, que pour la perfection de la Médecine, & pour l'économie & la régularité que l'Administration peut desirer (2).

J'ai fait imprimer, à mes frais, un certain nombre de ces Feuilles, dans l'année 1762 ;

---

(1) *Voyez* le Traité des maladies des gens de mer, par M. DESPÉRIERES, *chap.* 3, *p.* 297, *& suiv.* seconde édition.

(2) Les Cadastres de MM. Clifton & Colombier ; les Tables de l'Hospice de S. Sulpice & de M. d'Aignan ; qui ont paru long-temps après que j'ai eu fait l'envoi de mes Feuilles au Ministere, sont insuffisans & peu propres à remplir cet objet.

je les ai fait servir à mon exercice dans le mois d'Août de la même année ; & j'ai réitéré, cet essai, dans le mois d'Août 1763. J'avais choisi ce même mois, parce que c'est celui pendant lequel les mouvemens de l'hôpital sont plus considérables, & parce que j'étais alors plus occupé. Je pensai que, remplissant cette besogne dans un temps difficile, la possibilité de l'exécution en serait mieux prouvée.

Je réunis en deux cahiers les trente-une feuilles qui complettaient le service de chacun de ces mois, j'ajoutai en tête de chaque cahier la feuille du 31 Juillet, dans l'ordre du service ordinaire, suivi par le Médecin qui me précédait, afin que la comparaison pût mieux faire sentir la différence utile & l'importance de mes feuilles.

J'adressai ces deux cahiers en deux cartons brochés, en 1763, au Ministre & aux Médecins-Inspecteurs, j'y joignis un détail pour en faire connaître les grands avantages & la nécessité.

Je me flattai du plus grand succès, au moins pour l'humanité ; il n'en est résulté pour moi qu'une Lettre honnête des Bureaux, & rien pour l'hôpital de Rochefort. J'ai appris long-temps après, qu'il s'en était suivi une imitation dans les hôpitaux du département de la guerre, mais il s'en faut de beau-

Année 1762.

1er. Août.

HÔPITAL ROYAL DE LA MARINE DE ROCHEFORT,

SALLE ST. CHARLES,

Exercice du Sr. DULAURENS, Medecin.

Chirurgien, le Sr. CREUZET.

Apothicaire, le Sr. GAUTHIER

Numéros des Lits.	NOMS ET QUALITÉS des MALADES.	Jours d'entrée.	DÉTAIL DES MALADIES.	MÉDICAMENS.	Régime.	OBSERVATIONS ET ÉVÉNEMENS.	Ordre particulier.	Nombre des saignées.	Nombre des purgations.
1.									
2.									
3.	Léger, du Corps-Royal.	1 août.	Fiévre double-tierce avec mal de tête.	Saignée, 1°. 2°.	Diete.	Fiévre actuellement.		✱✱	
4.	Joseph Gras, du Corps-Royal.	26 juillet.	Fiévre double tierce.	Kina, trois prises.	Soupe.	Sans fiévre.		2	1
5.	Gilvet, Soldat de Béarn.	25 juillet.	Fiévre double tierce.	Kina, demain.	Diete.	Purgé pour la premiere fois.		3	1
6.	Brunette, du Corps Royal.	28 juillet.	Fiévre continue qui redouble le soir, selon sa déclaration.	Eau de casse avec les grains.	Diete.	Sans fiévre actuellement.		1	1 ✱
7.	Phouliere, de la Col.-Gén. Dragon.	30 juillet.	Fiévre tierce depuis dix-sept-jours.	Kina laxatif, trois prises.	Potage.	Sans fiévre actuellement.			
8.	Messy, du Corps-Royal.	23 juillet.	Fiévre tierce.	Kina laxatif, trois prises.	Potage.	Sans fiévre.		3	1
9.	Copin, soldat de Béarn.	23 juillet.	Fiévre double-tierce.	Kina une prise.	Ration.	Sans fiévre.	Exeat.	1	1
10.	Debrandes, soldat de Béarn.	31 juillet.	Fiévre double-tierce.	Saig. 1°., lav. émolient, casse, manne avec les grain. demain.	Diete.	. . . .		✱	✱
11.	Christophe Adam, du Corps Royal.	1 août.	F. dble.-t., mal à la tête, bouche mauvaise.	Saignée 1°. 2°. lavem. émol.	Diete.	. . . .		✱✱	
12.	Nicolas Perault, de *idem*.	26 juillet.	A déclaré la fiévre tierce.	Kina demain.	Diete.	A la fiévre.	A voir.	3	1
13.									
14.									
15.									
16.	Romanus, Suisse.	26 juillet.	Fiévre double-tierce.	Kina, deux prises.	Potage.	Sans fiévre.			1
17.	François Boulay, du Corps-Royal.	30 juillet.	Fiévre double-tierce avec du rhume.	Tis. pect. vulnér. syr. kina laxatif, demain.	Diete.	Sans fiévre actuellement.		2	1
18.	Thomas Vernier.	22 juillet.	Fiévre double-tierce.	Kina 2 prises, lavem. émol.	Potage.	Sans fiévre.		2	1
19.	Pion, du Corps Royal.	28 juillet.	Fiévre double-tierce.	Purgation comm. vermifuge.	Diete.	. . . .		2	1 ✱
20.	Prunier, Matelot.	17 juillet.	Attaqué de convulsions & d'une paralysie de la langue qui le rend muet, la fiévre a depuis paru par accès.	K. avec la gentiane. 3 pr. décoction, antispasmodique.	Potage.	Il a été traité pendant l'exercice de M. Cochon-Dupuy, par les vermifuges, sans succès.		5	
21.	Joseph, soldat Suisse.	4 juin.	*Il ne se plaint de rien.*		demi-rat.				
22.	Lahaye, soldat de Lorraine.	25 juillet.	Fiévre avec grande oppression, point de côté, suite d'amas de pus dans la poitrine; il étoit sorti de l'hôpit. quelque tems avant, après un long séjour.	Tis. pec. vul. syr. potion cord. liniment camphré.	Diete.	Il a été saigné quatre fois depuis qu'il étoit rentré à l'hôpital, & purgé une fois.	A garder pour l'ouvrir.	4	1
23.									
24.	Evrard, Soldat.	28 juillet.	F.-tierce un peu suspecte d'être continue.	Purgatif commun illico.	Diete.	. . . .		2	✱
25.	Perou, du Corps Royal.	26 juillet.	Fiévre double tierce.	Kina adouci trois prises.	Potage.	. . . .		3	1
26.									
27.	Boisset, soldat de Béarn.	23 juillet.	F. double-t. mal à la poitrine & à la tête.	Kina adoucissant, tis. pect.	Soupe.	Sans fiévre.		5	1
28.	Gravelin, grenadier du Rég. d'Eu.	15 juillet.	Déclaré un peu de fiévre, de mal à la tête, à la poitrine & au ventre.	Tis. pect. syr. lavem. anodin.	Diete.	Sans fiévre.	A voir.	4	2
29.	Sabran, soldat de Lorraine.	25 juillet.	Fiévre double-tierce.	Kina demain.	Ration.	Sans fiévre.		2	1
30.	Cornette, du Corps Royal.	17 mai.	Scorbutique, un pilier d'hôpital, où je l'ai presque toujours vu.	Fom. aromat. bouillon de cochlearia, à panser.	D.-rat.	Les secours prescrits lui ont été toujours & sous tous les exercices administrés sans succès, tant par mes collégues que par moi. Sans fiévre.	A renvoyer comme incurable, & inutile au service.	5	3
31.	Pierre Hugenot, de *idem*.	30 juillet.	Fiévre double-tierce, mauvaise bouche.	Tisan. royale avec les grains.				1	✱
32.	Chatelain, de *idem*.	27 juillet.	Fiévre double-tierce.	Aposéme, feb. dans l'interm.	Diete.	Fiévre actuellement.		1	1
33.									
34.									
35.	Foulon, soldat de Lorraine.	1 août.	Fiévre, mal de tête & de poitrine, rechuté.	Saig. 1°. 2°. casse, manne 3 grains, demain, tis. pect.	Diete.	. . . .		✱✱	✱
36.	Machu, soldat de Lorraine.	24 juillet.	Fiévre, rhume, bouche mauvaise.	Tis. pect. syr. k. adou. 3 pr.	Potage.	. . . .		2	1
37.	Caperon, du Corps Royal.	28 juillet.	Fiévre double-tierce.	Purgation commune demain.	Diete.	. . . .		2	✱
38.	Denis, soldat de Lorraine.	1 août.	Fiévre double-tierce.	Saignée, purg. com. demain.	Diete.	. . . .		✱	✱
39.									

25.	Perou, du Corps Royal.	[illegible]	[illegible]						
26.									
27.	Boisset, soldat de Béarn.	23 juillet.	F. double-t. mal à la poitrine & à la tête.	Kina adoucissant, tis. pect.	Soupe.	Sans fiévre.		5	1
28.	Gravelin, grenadier du Rég. d'Eu.	15 juillet.	Déclaré un peu de fiévre, de mal à la tête, à la poitrine & au ventre.	Tis. pect. syr. lavem. anodin.	Diete.	Sans fiévre.	A voir.	4	2
29.	Subran, soldat de Lorraine.	25 juillet.	Fiévre double-tierce.	Kina demain.	Ration.	Sans fiévre.		2	1
30.	Comette, du Corps Royal.	17 mai.	Scorbutique, un pilier d'hôpital, où je l'ai presque toujours vu.	Fom. aromat. bouillon de cochlearia, à panser.	D.-rat.	Les secours prescrits lui ont été toujours & sous tous les exercices administrés sans succès, tant par mes collégues que par moi. Sans fiévre.	A renvoyer comme incurable, & inutile au service.	5	3
31.	Pierre Duguenot, de *idem*.	30 juillet.	Fiévre double-tierce, mauvaise bouche.	Tisan. royale avec les grains.				1	*
32.	Chatelain, de *idem*.	27 juillet.	Fiévre double-tierce.	Aposéme, féb. dans l'interm.	Diete.	Fiévre actuellement.		1	1
33.									
34.									
35.	Foulon, soldat de Lorraine.	1 août.	Fiévre, mal de tête & de poitrine, rechuté.	Saig. 1°. 2°. casse, manne 3 grains, demain, tis. pect.	Diete.	. . . .		* *	*
36.	Machu, soldat de Lorraine.	24 juillet.	Fiévre, rhume, bouche mauvaise.	Tis. pect. syr. k. adou. 3 pr	Potage.	. . . .		2	1
37.	Caperon, du Corps Royal.	28 juillet.	Fiévre double-tierce.	Purgation commune demain.	Diete.	. . . .		2	*
38.	Denis, soldat de Lorraine.	1 août.	Fiévre double-tierce.	Saignée, purg. com. demain.	Diete.	. . . .		*	*
39.									
40.	Clavel, soldat de Lorraine.	1 août.	F.-tierce, rechuté, ayant été saigné en ville.	Tis. royale avec les grains.	Diete.	Fiévre actuellement.		1	*
41.	Dauphin, du Corps Royal.	30 juillet.	Fiévre doub le-ierce avec rhume.	K. laxa. 3 prises, tis. pector.	Soupe.	Sans fiévre.		1	
42.									
43.	Martin-Guillaume, soldat Suisse.	23 juillet.	S'est plaint du mal au côté, & fatigué de voyage, rien de plus.	Tis. pect. syr. lav. émollient.	D.-rat.	. . . .	A voir.	2	
44.	Denis Horsier, Matelot.	30 juillet.	Fiévre double-tierce avec du rhume.	Tis. pectorale, vuln. syrop.	Soupe.	Sans fiévre.		2	1
45.									
46.	Louis Ethier, Canadien, journalier.	26 juillet.	Fiévre double-tierce.	Kina demain.	Potage.	Sans fiévre.		2	2
47.	Desnuslin, du Corps Royal.	1 août.	F. d^ble.-t, rechuté, mal à la poitr. & à la tête.	Purgation commune demain.	Diette.	. . . .			*
48.									
49.									
50. 1 & 2									
51. 1.									
51. 2.	Augustin Rosé, soldat de Béarn.	27 juillet.	Fiévre, chancre à la gorge.	Pansé apos. fébrifuge.	Diete.	Sans fiévre.	A voir.	2	1
52. 1 & 2									
53. 1 & 2									
54. 1 & 2									
55. 1 & 2									
56. 1 & 2									
57. 1 & 2									
58. 1.	Bernard Vernefougue, Suisse.	25 juillet.	Fiévre tierce.			N'a pas voulu sa méd. ord. la veille.		1	
58. 2.	René Fouchet, Matelot.	30 juillet.	F. d^ble.-t. bouche mauv., langue chargée.	Manne, 3 onces 3 grains.	Diete.	. . . .		1	*
59. 1 & 2									
60. 1 & 2									
61. 1 & 2									
62. 1	Kestrée, soldat Suisse.	27 juillet.	F.-quarte en rechute d'une f. doub.-tierce.	Tis. ap. sy. des 5 rac. k. lax. 3 p.	Soupe.	. . . .		2	1
62. 2	Houdain, du Corps Royal.	29 juillet.	Fiévre continue.		Diete.	. . . .		5	3
63. 1	Levillemonte, soldat de Béarn.	23 juillet.	Fiévre double tierce.	Kina, une prise.	D-rat.	Fort bien.		3	1
63. 2									
64. 1									
64. 2.	Bray, soldat de Lorraine.	25 juillet.	Fiévre double-tierce.	K. trois prises.	D.-rat.	Fort bien.		1	1
65. 1 & 2									
66. 1	Geoffroy.	28 juillet.	Fiévre double-tierce.	Kina demain.	Diete.	. . . .		1	1
66. 2	Colbachir, Suisse.	24 juillet.	Fiévre double-tierce.	Kina demain.	Potage.	. . . .		1	2
67. 1									
67. 2	Louis Brodier, soldat de Lorraine.	25 juillet.	Fiévre continue.	Tis. nitrée, apos. fébrifuge.	Diete.	Un peu de fiévre.	A voir.		
68. 1									
68. 2	Michel Mayer, Suisse.	31 juillet.	mal à la tête, rechute, un peu de f. le mat.	Lav. lax. man. 3 onc. 3 grains.	Diete.	. . . .		2	*
69. 1	Michel Danse, Suisse.	26 juillet.	Fébricitant, se dit mal à la tête.	Kina trois prises.	D.-rat.			1	1
69. 2	Senestre, Suisse.	28 juillet.	Fiévre double-tierce.	. . . .		Il n'était point à son lit.		1	1
70. 1									
70. 2	Louis Charenne.	27 juillet.	Fiévre double-tierce.	. . . .	Diete.	Un peu de fiévre actuellement.		2	1

LES avantages de cette feuille étant détaillés dans l'ouvrage, il suffit ici de faire connaître combien l'exécution en est facile.

La premiere colonne étant imprimée et invariable ne donne aucun soin.

La deuxiéme et la troisiéme ne donnent d'occupation que lorsque le malade entre, et cet objet se remplit avant la visite.

La quatriéme colonne qui est des plus essentielles, n'est que la consignation de la déclaration du malade, ou l'état du malade reconnu par le Médecin, ce qui exige peu de tems et peu d'écriture.

La cinquiéme et la sixiéme colonne sont par-tout d'usage.

La septiéme se remplit presque toujours à loisir.

La huitiéme n'exige que peu de mots et pour quelques malades seulement.

La neuviéme et la dixiéme n'exigent que des chiffres qui se marquent après la visite.

Les croix indiquent les saignées et les purgations qui sont ordonnées, les chiffres indiquent que ces secours ont été administrés.

CAHIER DE VISITE

Tel qu'il a toujours été exécuté dans l'Hôpital Royal de la Marine de Rochefort, & tel qu'il l'est à peu-près dans l'Hôtel-Dieu de Paris, & dans la plûpart des Hôpitaux.

Exercice de M. Cochon-Dupuy, premier Médecin.

49.	2.	Kina. 3 prises	potage.
1.		K. 3 prises.	potage.
2.		K. 1 prise	demi-ration.
50.	1.	K. 2 prises.	demi-rat.
50.	2.	K. 3 prises.	potage.
51.	1.	K. 1 prise	demi-rat.
51.	2.	K. 3 prises, pansé . .	diete.
3.		. . . .	lavement.
4.		. . . .	diete.
52.	1.	K. lavement	demi-rat.
52.	2.	K. 1 prise.	demi-rat.
53.	1.	. . . .	diete.
53.	2.	K. 1 prise	demi-rat.
54.	1.	K. 1 prise, lavement	demi-rat.
54.	2.	fomentation	demi-rat.
5.		purg. com.	diete.
6.		saignée.	diete.
55.	1.	. . . .	diete.
55.	2.	tis. pec. syr.	demi-rat.
7.		saignée	diete.
8.		K. 3 prises.	diete.
56.	1.	K. 1 prise	demi rat.
56.	2.	K. 2 prises, lavement	demi-rat,
57.	1.	saignée.	diete.
57.	2.	purg. com.	diete.
9.		. . . .	ration.
10.		. . . .	demi-rat.
58.	1.	purg. com. lavement. .	
58.	2.	saignée	diete.

59.	1.	K. 3 prises.	potage.
59.	2.	K. 1 prise, ...	demi-rat.
60.	1.	K. 3 prises.	potage.
60.	2.	. . . .	ration.
11.		K. 2 prises.	demi-rat.
12.		pur. com.	diete.
61.		. . . .	ration.
62.	1.	. . . .	diete.
62.	2.	pur. com.	diete.
63.	1.	K. 3 prises, ...	potage.
63.	2.	. . . .	ration.
64.	1.	K. 3 prises.	diete.
64.	2.	K. 3 prises.	diete.
65.	1.	. . . .	ration.
65.	2.	K. 1 prise.	demi-rat.
66.	1.	pur. com.	diete.
66.	2.	lavem. tis. pec. pur. com.	potage.
16.		K. 3 prises.	diete.
17.		pur. com.	diete.
67.	1.	K. 3 prises.	diete.
67.	2.	. . . .	ration,
68.	1.	pur. com.	diete.
68.	2.	saignée	diete.
18.		K. 3 prises.	diete.
19.		. . . .	diete.
69.	1.	K. trois prises.	diete.
69.	2.	. . . .	diete.
70.	1.	pur. com.	diete.
70.	2.	saignée	diete.

20.	po. ver. 1 verre	potage.
21.	. . . .	demi-rat.
22.	tis. pec. por. pec. looch. .	diete.
23.	saignée	diete.
24.	saignée.	diete.
25.	K. 3 prises.	diete.
26.	. . . .	demi-rat.
27.	pur. com. tis. pec. syrop .	diete.
28.	tis. pec. syrop.	potage.
29.	. . . .	demi-rat.
30.	pansé cochl. tis. pec. fom. .	
31.	saig.	diete.
32.	. . . .	diete.
33.	op. pec. febri.	demi-rat.
34.	K. 3 pris. tis. pec. syrop. .	potage.
35.	tis. pec. syrop.	demi-rat.
36.	tis. pec. syrop.	diete.
37.	. . . .	diete.
38.	op. pec. febri.	demi-rat.
39.	. . . .	diete.
40.	K. 2 prises.	potage.
41.	. . . .	diete.
42.	. . . .	diete.
43.	K. 2 prises.	potage.
44.	. . . .	diete.
45.	K. 2 prises.	demi-rat.
46.	pur. com. K.	potage.
47.	K. 2 prises	demi-rat.
48.	K. 2 prises.	demi-rat.

OBSERVATIONS sur les Dangers de l'Usage ci-dessus.

1°. Les numéros des lits ne sont point suivis selon l'ordre naturel & tel qu'ils sont dans les salles. Par cet usage, peut-être unique aux Médecins de Rochefort, il y a plus de dangers pour les erreurs & les quiproquo, sur-tout de la part des sujets nouvellement attachés au service de l'hôpital.

2°. Il y avait quatre-vingt-sept malades au 31 Juillet; il en est sorti quarante-quatre le premier août avant la visite, & tous sans exéat, ainsi qu'il était d'usage. Ces quarante-quatre sortis ont quitté l'hôpital en tout état de régime & de maladie, abus pernicieux qui rendait les rechûtes plus fréquentes & plus dangereuses, abus qui occasionne une augmentation de dépense & une plus grande perte d'hommes.

3°. Ce cahier de visite ne peut en aucune maniere éclairer le médecin, il ne lui fait connaître ni l'état de son malade, ni le tems de la maladie, ni ce qui lui a été prescrit, ni ce qui peut être survenu ou naturellement, ou par l'effet des remedes, par erreur, ou par négligence. Abus qui entraîne nécessairement des suites funestes, même sous le médecin le plus instruit.

PREUVE.

Le nommé *Lahaye*, soldat du Régiment de Lorraine, est entré à l'hôpital le 25 juillet 1762, il est mort le 2 août au soir. M. Cochon-Dupui, Chevalier de l'Ordre du Roi, premier Médecin de la Marine, qui faisait la visite dans le mois de Juillet, n'a pu, d'après la visite en usage, être instruit de l'état de ce malade; il l'a fait saigner quatre fois & purger une fois*. Si ce Médecin avoit sçu par son cahier de visite, ainsi que je l'ai sçu par ma feuille, que ce malade entré le vingt-cinq était un rechuté qui sortait de l'hôpital après y avoir fait un long sejour; si la déclaration de ce malade avait été consignée sur le cahier de visite d'usage, comme dans ma feuille, M. Cochon Dupui aurait pu voir, comme moi, que ce malade était un Empiyque incurable, & il ne lui aurait point ordonné les quatre saignées & la purgation en cinq jours, ou il aurait ordonné l'opération de l'empyème, s'il avait alors jugé la maladie encore susceptible de guérison, ou dans le cas contraire il aurait soutenu les forces du malade.

C'est parce que ma feuille étoit plus propre à m'instruire, que j'ai jugé à l'instant de ma premiere visite que la mort du malade était inévitable, & qu'elle ne tarderait pas, qu'en conséquence j'ai fait ajouter dans la huitiéme colonne, qui est celle des ordres particuliers, l'ordre de garder ce malade pour l'ouverture *. Il est mort le deux août; il a été ouvert le trois. La grande quantité d'eau & de pus qui remplissait la poitrine, la couleur & l'infection de ces matières épanchées démontrèrent l'ancienneté & l'incurabilité de la maladie, en même tems que l'inutilité au moins, des quatre saignées & de la purgation.

Je ne cite que cette erreur, mais on doit penser que, si dès le premier jour dans une seule salle de cinquante malades, j'en ai observé une aussi funeste, il s'en doit commettre un très-grand nombre, de plus ou moins semblables, dans un hôpital qui contient ordinairement cinq ou six cent malades. On doit aussi conclure que l'usage de mes feuilles obviant à des abus aussi meurtriers, il était & il serait de la plus grande importance de les établir.

Il y a vingt-quatre ans que j'ai adressé au Ministre, & par la voie aux Médecins-Inspecteurs, deux cahiers contenant chacun trente-une feuilles pareilles à celle qui forme le précédent tableau. J'ai joint à chaque cahier la visite du 31 juillet précédent, pour servir de comparaison. Ces feuilles rendent le service que j'ai exécuté conformément dans les mois d'août 1762 & 1763. Je n'ai à la vérité ni continué ce service, ni ne l'ai étendu dans plus d'une salle, parce que je ne le pouvais sans ordre supérieur, à moins que je n'eusse voulu y suppléer à mes dépens, comme je l'ai fait dans ces deux mois. La modicité de ma fortune interdisait ce sacrifice à mon zèle.

* Voyez n°. 22 du précédent Tableau.

* Cet ordre se donne à voix basse pour ne pas désespérer le malade.

coup que cette imitation remplisse l'objet que j'ai eu en vue. Je ne cesserai de le publier, si l'on veut que les hôpitaux soient utiles & sans abus, si l'on veut leur donner toute la perfection nécessaire, si l'on veut que leur utilité s'étende sur l'humanité en général, il faut non pas seulement imiter ou approcher de l'ordre que mes Feuilles présentent, mais il faut absolument les établir telles que je les propose sans y rien changer (1).

Ces Feuilles facilitent le service en dispensant le Médecin de renouveller à chaque visite plusieurs interrogations; les éleves Chirurgiens ou les jeunes Médecins, en remplissant ces Feuilles, acquierent avec peu de travail les connaissances les plus nécessaires à leur état. Les observations établies sur des Journaux de cette authenticité ne peuvent être suspectes comme les observations ordinaires que chaque Auteur peut arranger selon ses vues. La comparaison de ces Journaux envoyés de toutes les

(1) On m'a reproché d'avoir négligé les observations météorologiques; je n'en ai point présentées, parce que j'étais trop occupé & trop peu secondé pour faire ces observations avec l'exactitude requise. Au surplus, cette indication, dont j'ai exposé les moyens & l'utilité dans mon Livre, peut être placée au-dessus des colonnes, ou en tête de la septieme colonne, qui est celle des observations.

Provinces du Royaume éclairerait la Médecine au bout de quelques années, plus qu'elle ne l'a été depuis deux mille ans. Cette route, dont on s'eſt écarté, était celle que ſuivait Hyppocrate; elle ſeule peut porter l'art de guérir à toute la perfection dont il eſt ſuſceptible, puiſque c'eſt à une pareille méthode que cet art a dû ſes commencemens & ſes progrès.

La ſeptieme colonne, qui eſt celle des obſervations & des événemens, ſuffira pour inſtruire les Supérieurs & l'adminiſtration des déſordres, des négligences ou des abus, & il ſuffit le plus ſouvent qu'ils ne puiſſent être cachés pour qu'ils n'aient point lieu.

Ces Feuilles contenant l'âge, les noms & les qualités des malades, ainſi que les jours d'entrée, de ſortie & de mort, elles faciliteraient, abrégeraient le travail du Bureau des hôpitaux; elles ſuppléeraient même en grande partie ce ſervice, ce qui compenſerait la modique dépenſe que cet établiſſement occaſionnerait.

Il n'eſt queſtion, dans le dixieme Chapitre, que des réglemens pour le ſervice intérieur; leur différence d'avec ceux établis dans les Ordonnances n'eſt point aſſez conſidérable pour que j'inſiſte ſur l'extrait. Il ſuffit que les Adminiſtrateurs particuliers s'en occupent pour ne pas négliger les précautions la plupart indispensables que je conseille.

Dans le onzieme Chapitre, où je traite des Médecins-Inspecteurs, je démontre que toutes ces sortes de places, dans l'état actuel, ne sont pas d'une grande utilité.

Si l'Administration ne devait considérer que les avantages qui peuvent résulter des visites que les Médecins-Inspecteurs font quelquefois dans les hôpitaux, il serait de l'économie de réformer ces places, dont l'utilité serait infiniment mieux suppléée par les Feuilles qui, exposant jour par jour tous les abus & leurs causes, mettraient l'Administration à même de ne rien ignorer sans avoir besoin d'autre secours.

Mais si l'Administration veut étendre ses vues jusqu'à rendre le service des hôpitaux de la plus grande utilité, en les faisant servir à l'instruction des aspirans à l'art de guérir, à la perfection de la Médecine, les Médecins-Inspecteurs feront d'une grande utilité : ils seront chargés de l'examen & du dépouillement des Feuilles de visite, ils seront chargés de rédiger chaque mois un cahier qui contienne le tableau des maladies qui auront régné le mois précédent dans les hôpitaux de leurs départemens, le détail des méthodes curatives qui ont été employées, & les succès dont elles ont été suivies : ils y ajouteront leurs réflexions

& leurs avis pour le plus grand bien ; & ce cahier serait rendu public.

Il suffirait de huit Inspecteurs pour tout le Royaume (1), le département de chacun d'eux pourrait embrasser quatre Généralités. Il serait nécessaire qu'ils résidassent à Paris pour être toujours à portée de rendre compte à l'Administration, & de l'éclairer quand elle le requéreroit. Ils s'assembleraient chaque mois chez le plus ancien d'entre eux pour se communiquer les résultats de leur travail du mois précédent. Le déplacement de ces Inspecteurs ne serait nécessaire que lorsque, dans leurs départemens, il surviendrait une épidémie fâcheuse ou une mortalité ; la visite alors aurait un but utile & bien essentiel, celui de porter une plus grande lumiere, de procurer une instruction salutaire. Le Médecin-Inspecteur serait Médecin-Consultant, & il continuerait cette importante fonction aussi long-temps que la calamité l'exigerait.

On sent assez que, pour bien remplir de si grands objets, il faut que la protection ne décide pas du choix des Inspecteurs ; il faut que ces Officiers réunissent à beaucoup de

(1) Les appointemens de ces places ne coûteraient pas la moitié de ce que coûtent actuellement toutes les places de ce genre.

probité, & au zele le plus actif des talens; solides fruits d'une bonne étude, & d'une sage & longue expérience; il faut que ces places ne soient jamais accordées qu'à d'anciens Médecins qui auront desservi de grands hôpitaux, qu'elles soient la récompense de leurs services & un sujet d'émulation pour tous les Médecins des hôpitaux. Ce serait décourager ceux-ci, & manquer absolument le but que de confier de pareils emplois à d'autres sujets. On vient difficilement à bout de bien éclairer un service que l'on n'a jamais fait.

Dans le douzieme Chapitre, où je termine tout ce que j'avais à dire relativement au service des malades, j'opine pour que les Aumôniers engagent les malades à recevoir plus tôt que plus tard les secours spirituels, afin de diminuer l'effroi que la proposition en inspire à cause de la mort dont elle est souvent suivie; lorsqu'elle n'a lieu que dans les grands dangers, le moral influe trop sur le physique pour ne pas sentir combien cet effroi peut empirer l'état des malades. Je blâme, par ce même motif, l'usage de destiner une salle où l'on porte tous les malades agonisans ou en grand danger, ainsi que l'usage d'attacher l'étiquette d'agonisans aux rideaux des lits. L'espérance est une consolation qu'il ne faut jamais ôter aux malades.

Après avoir terminé tout ce qui pouvait concerner le ſervice des malades, je détaille, dans le treizieme Chapitre, qui eſt le dernier, les moyens de tirer des hôpitaux une utilité infiniment précieuſe à l'humanité, la conſervation des hommes, le ſoulagement & la guériſon des malades de tous états & de tous pays. Je prouve que ce grand bien ne peut s'opérer qu'en tirant des hôpitaux, comme d'une ſource féconde toutes les lumieres néceſſaires à la parfaite inſtruction de ceux qui ſe deſtinent à l'art important de guérir.

Ce Chapitre eſſentiel eſt partagé en quatre Sections. Dans la premiere, qui traite de l'inſuffiſance & des abus des écoles de Médecine, je prouve démonſtrativement que, dans le régime actuel, les écoles les plus célebres, les plus régulieres, les plus ſuivies, ne peuvent faire ce qu'elles promettent, ce que l'on croit en obtenir des Médecins ſuffiſamment inſtruits dans la Médecine. Je prouve que l'éducation médicinale que ces écoles procurent ne tourne qu'en pure perte (1); que l'on s'y écarte de

(1) Le célebre M. PETIT, dans la Lettre que j'ai citée ci-deſſus, m'écrit : « Je n'ai rien eu de plus preſſé que » de lire votre Ouvrage, & j'ai trouvé avec grande ſatiſ- » faction un grand nombre de choſes ſur leſquelles je me » ſuis permis ſouvent de m'expliquer nettement & ſans » détour. Notre éducation médicinale eſt inſenſée & bonne

la méthode la plus ſimple, la plus aiſée, la plus certaine; que l'on s'y occupe beaucoup de connaiſſances trop étrangeres, trop étendues, & la plupart inutiles; que l'on obmet ou que l'on traite trop légérement de tout ce qu'il importe le plus de bien ſavoir, de la connaiſſance des maladies; que d'ailleurs, les écoles ne traitant des maladies que verbalement & par dictées, ne faiſant pas voir des malades à leurs éleves, il eſt impoſſible qu'elles leur donnent les lumieres, dont les grades ou la permiſſion d'exercer la Médecine, qui eſt ſynonyme, les ſuppoſent inſtruits; d'où il réſulte qu'un Docteur en Médeciñe, qui n'a reçu d'autre inſtruction que celle des écoles, n'eſt point en état d'exercer la Médecine, droit que ces écoles lui ont pourtant confié de la part de l'Etat; qu'ainſi ce ne ſerait point ſervir le Public & l'humanité, que de laiſſer ſubſiſter un pareil uſage; ce ſerait tout-à-la-fois une économie notable pour les Finances, & un grand avantage public que d'améliorer toutes ces écoles en portant aux hôpitaux les inſtructions relatives à l'art de guérir ſtrictement pris.

Dans la ſeconde Section, qui traite de la réunion des écoles de Médecine mieux inſtituées

---

» ſeulement à faire des ergoteurs, des phraſeurs & des » bavards ».

aux hôpitaux, je fais entrevoir que ce moyen, qui n'eſt nullement diſpendieux, ſervirait à opérer en peu d'années la réunion ſi deſirable de la Chirurgie & de la Médecine. J'y prouve que ce n'eſt que dans les hôpitaux bien adminiſtrés que l'on peut réuſſir à faire des guériſſeurs, parce que c'eſt ſeulement auprès des malades (1), que l'on peut rendre claires & utiles les leçons dont ils ſont l'objet. C'eſt en élevant les jeunes gens parmi les malades, c'eſt en les exerçant, en les aſſujettiſſant à la tenue des Feuilles ou Cahiers de viſites tels que je les propoſe, qu'ils s'inſtruiront des traits qui caractériſent chaque maladie, qu'ils pourront, à chaque inſtant, vérifier ſur l'original; qu'ils apprendront à les diſcerner, qu'à force de les voir, d'en écrire l'hiſtoire, d'en obſerver les nuances, ils les auront toujours préſens à leur mémoire.

Dans la troiſieme Section, qui traite de la nature des leçons à établir dans les hôpitaux,

---

(1) M. ANDOUILLÉ, premier Chirurgien du Roi, eſt bien de cet avis, il s'exprime en ces termes : « J'ai lu avec plaiſir » votre Ouvrage ſur les hôpitaux; vous y propoſez des vues » utiles à l'humanité indigente, vous avez bien raiſon de » penſer que l'on n'apprend la Médecine qu'au chevet » des malades. C'eſt une vérité démontrée, mais dont » l'exécution ſera difficile, à moins d'une réforme com- » plette qui eſſuiera bien des contradictions.

je

Je démontre que les progrès de la Médecine sont dus au hasard, à l'expérience, à l'observation; à l'analogie, que la théorie des écoles, la multitude des livres & des opinions, les thèses, les disputes scholastiques ont été le plus souvent nuisibles, soit par le temps précieux qu'elles ont fait perdre, soit par les erreurs de tant de systêmes qui se sont successivement propagés & détruits. Je prouve que l'usage des plus excellens remedes a été retardé, souvent combattu, & même proscrit par les écoles; qu'il faut suivre une route plus simple & plus sûre, en se rapprochant du siecle & de la méthode d'Hyppocrate, qui, à quelques découvertes de remede près, réunissait toutes les connaissances vraiment utiles que l'art de guérir possede aujourd'hui.

Je borne les connaissances théoriques nécessaires, à l'Anatomie, aux cours de bandages & d'opérations, à la Botanique usuelle & à la matiere médicale; mais j'insiste pour que l'on ne donne point à ces études une trop grande étendue qui fatiguerait inutilement la mémoire des éleves. Je crois plus nécessaire de donner la plus grande étendue possible à l'étude-pratique, à l'histoire des maladies aiguës, chroniques & chirurgicales. Il faut que les éleves puissent en être instruits, de maniere à ne rien ignorer, s'il est possible, de la nature des maladies, de leurs divers périodes & de toutes les nuances que la diversité des saisons, des sexes, des âges, des habitudes, & les circonstances particulieres peuvent amener.

C'est sous ce point de vue que je conseille de suivre le sage empyrisme ou autrement cette Médecine expérimentale que les anciens nous ont transmis ; &, pour y mieux parvenir, je propose d'établir un code médicinal, qui, renfermant tout ce qui jusqu'à présent est connu pour certain & utile, remplacerait avec avantage cette immensité de livres dont l'acquisition est onéreuse & la lecture souvent nuisible ; par ce moyen, on établirait une instruction uniforme par tout le Royaume, instruction plus utile que cette vaine science de belles phrases & de grands mots qui peuvent faire un Docteur en Médecine, mais très-peu docte en cette Science.

En attendant que l'on ne soit plus obligé de distinguer le Médecin d'avec le Chirurgien, pour me conformer à l'état actuel des choses, je confie les leçons d'Anatomie, de bandages, & des opérations de Chirurgie au Chirurgien en chef & à son aide. Je charge les Médecins des leçons concernant la matiere médicale & l'histoire des maladies. Je laisse à l'Apothicaireen chef la leçon de Botanique usuelle,

& ce qui concerne la petite quantité de compositions chymiques & galeniques que l'on aura jugé à propos de conserver. L'Apothicaire en chef sera de plus chargé de conduire chaque été les éleves une fois chaque semaine à la campagne pour y herboriser.

Si l'espérance des charges lucratives & honorifiques de ces professions était une perspective assurée au zele & aux talens, on ne manquerait point de trouver grand nombre de bons sujets capables de bien remplir toutes ces fonctions.

Dans la quatrieme & derniere Section, qui termine l'Ouvrage, j'établis l'ordre d'instruction qui doit être suivi dans tous les hôpitaux (je suppose que ceux des capitales y seront spécialement destinés.)

Je constitue trois classes; la premiere, d'Aspirans; la seconde, d'Eleves; la troisieme, d'Aides.

Les Aspirans seront externes, ils n'auront droit qu'aux instructions; ils seront cependant chargés de quelques détails peu importans : ils resteront une année dans cette classe.

Les Eleves seront nourris & logés à l'hôpital sans appointemens; la seconde année, ils seront appointés, ils resteront deux ans dans cette classe.

Les Aides resteront dans leur classe trois

ans ; mais chaque année, ils recevront une légere augmentation d'appointemens.

Je fixe pour les sujets de chacune de ces classes des instructions relatives à leur force, & aux fonctions qui leur sont confiées. Les Aides seront, en raison de leur capacité reconnue, chargés de traiter par eux-mêmes quelques malades & blessés, sous l'inspection cependant des Médecins & Chirurgiens en chef.

Pour s'assurer du succès de l'instruction, j'établis, pour chaque classe, un examen particulier chaque mois sur l'instruction reçue dans le mois, & un examen public à la fin de l'année sur toute l'instruction précédente, & c'est d'après cet examen qu'il est décidé si les sujets méritent d'être avancés.

Les Eleves appointés & les Aides, outre les examens susdits, seront tenus à une démonstration ou leçon relative aux objets des études de l'année, même de celles précédentes, dont la matiere aura été assignée la veille par le sort.

Les Aides qui, à la fin de leur troisieme année, desireraient obtenir le titre d'Instruits (ce que je crois bien équivaloir à celui de Docteur) seront tenus à trois examens publics. Le premier d'une heure sur l'Anatomie, les bandages, le cours d'opération ; le second, de même durée sur la matiere médicale, tant simple que composée, & sur la Botanique usuelle; le troisieme, qui sera de trois heures, se fera sur les trois genres de maladies aiguës, chroniques & chirurgicales. A la fin de chacun de ces trois examens, ils feront une leçon & une démonstration d'articles relatifs, qui leur seront tombés dans l'instant au sort.

Ces examens publics seront subis en présence des Officiers d'Administration, de ceux de Santé, des Magistrats, & d'autres Notables & gens de l'art qui y seront invités, ainsi qu'à la signature du certificat, lettre ou brevet d'Instruit qui serait accordé, si les Officiers de Santé, de l'Hôpital, & les anciens Instruits en jugent les sujets présentés dignes à la pluralité des voix. Je crois ces examens préférables aux concours qui donnent quelquefois lieu à la prétention, à l'orgueil, à des animosités; il suffit que l'on atteigne le but que l'on se propose, celui de former des sujets suffisamment instruits.

Cette forme d'instruction & de réception ne coûterait rien à l'Etat, elle ne serait point onéreuse aux familles, comme celle des écoles actuelles: elle produirait en peu d'années un grand nombre de sujets éclairés capables de saisir l'ensemble de l'art de guérir. Ce nombre serait bientôt suffisant pour fournir de bons

Médecins - Chirurgiens, d'habiles guérisseurs dans les villes, dans les campagnes, sur les vaisseaux & dans les armées. Les hôpitaux de la capitale & ceux des trente-deux Généralités fourniraient plus de sujets que les Facultés n'en reçoivent. Rien d'ailleurs n'empêcherait que l'on admît un certain nombre d'Eleves & d'Aides surnuméraires, qui, sans être à charge aux hôpitaux, y recevraient les mêmes instructions, & seraient tenus aux mêmes fonctions.

En mettant cette Analyse sous vos yeux, Messeigneurs, je me suis flatté que son importance lui mériterait votre attention, & qu'il en pourrait résulter des ordres pour l'examen de mon Livre; mais comme mon amour pour la vérité n'a ménagé aucune erreur, aucun préjugé, que je combats les intérêts de plusieurs personnes, je me crois permis, pour le plus grand bien de l'humanité, de vous supplier d'ordonner qu'il me soit donné une communication suffisante pour que je puisse mieux éclairer votre justice. Sans cette condescendance de votre part, Messeigneurs, il en sera de mon Livre & de mon Analyse, comme il en a été de mes anciennes démarches relatives à l'hôpital de Rochefort, & au desséchement des marais voisins. On a empêché le succès, le mal a continué, & long-temps après l'Etat s'eſt trouvé forcé à une dépenſe conſidérable qui ne ſupplée qu'en partie à mes vues, dont l'exécution ne lui aurait rien coûté.

J'oſe dire, MESSEIGNEURS, que je mérite cette attention de votre part, ne fût-ce qu'en récompenſe de mon zele à remplir la miſſion dont SA MAJESTÉ a chargé ceux de ſes ſujets inſtruits de la choſe, en les invitant par l'Arrêt de ſon Conſeil, du 17 Août 1777, à lui faire part de leurs vues pour l'amélioration de l'Hôtel-Dieu de Paris. SA MAJESTÉ a témoigné, dans le même Arrêt, le deſir qu'Elle aurait de connaître les ſujets qui ſe ſeraient diſtingués à cet égard; je laiſſe à vos lumieres, MESSEIGNEURS, à juger ſi je mérite ce prix d'honneur, offert à l'émulation.

FIN.

www.ingramcontent.com/pod-product-compliance
Ingram Content Group UK Ltd.
Pitfield, Milton Keynes, MK11 3LW, UK
UKHW021024200726
13857UKWH00004B/1579

9 782013 045650